Slanke taille, ronde kont en sexy benen, thuistraining (geen apparatuur nodig)

DOE DIT ELKE DAG OM EEN ZANDLOPER TAILLE TE KRIJGEN in 2023

Door de heer Zain ul Abdin

12 min training voor kleine taille//zandloperfiguur + platte buik

Opwarming volgende zijwaartse buigingen over 5 4 3 2 1 go 1 2 3 4 5 6 7 8 negen tien elf twaalf laten we beginnen met de training volgende Russische draai over vijf vier drie twee één go 1 2 3 4 5 6 7 8 9 10 11 12 13 14 15 16 17 18 19 20 rusttijd

omhoog volgende kill-aanrakingen in 5 4 3 2 1 go 1 2 3 4 5 6 7 8 9 10 11 12 13 14 15 16 17 18 19 20 ademtijd omhoog volgende jump-jacks in 5 4 3 2 1 go 1

2 3 4 5 6 7 8 9 10 1 2 3 4 5 6 7 8 9 20 1 2 3 4 5 6 7 8 9 30 rusttijd volgende Silas over vijf vier drie twee één ga één twee drie vier vijf zes zeven

acht negen tien 11 12 13 14 volgende piloten over 5 4 3 2 1 go 1 2 3 4 5 6 7 8 9 10 11 12 13 14 rusttijd volgende cross crunches over vijf vier drie twee één ga één twee drie vier vijf zes zeven acht negen tien elf 12 -13-14 rusttijd op volgende brug over vijf vier drie twee

één keer één twee drie vier vijf zes 7 8 9 10 11 12 13 14 15 16 17 18 19 20 rusttijd volgende schaartrappen 5 4 3 2 1 go 1

2 3 4 5 6 7 8 9 10 11 12 13 14 15 16 17 18 19 20 rusttijd volgende Russische draai over vijf vier drie twee één keer 1 2 3 4 5 6 7 8 9 10 11 12 13 14 15 16 17 18 19 20

rusttijd volgende Phil raakt aan in 5 4 3 2 1 go 1 2 3 4 5 6 7 8 9 10 11 12 13 14 15 16 17 18 19 20 rusttijd

volgende springjacks over 5 4 3 2 1 go 1 2 3 4 5 6 7 8 9 10 1 2 3 4 5 6 7 8 9 20 1 2 3 4 5 6 7 8 9 30 rusttijd volgende plank over vijf vier drie twee een ga één twee drie vier vijf zes zeven acht 910 je hebt de training met succes voltooid, goed gedaan

DOE DIT ELKE DAG OM EEN ZANDLOPER TAILLE TE KRIJGEN in 2023

Deze zandloper-tailletraining van 7 minuten gaat branden en vormgeven zoals je nog nooit eerder hebt gevoeld. Geloof me, je gaat dit willen doen. Nu daag ik je uit om deze thuistraining 14 dagen lang te doen en laat me in de reacties hieronder weten hoe het met je gaat. En u kunt zelfs de opmerkingen van anderen bekijken die u kunnen bemoedigen.

Wij zijn een gemeenschap en 2023 is ons jaar. Als je op zoek bent naar meer en je lichaam en geest wilt transformeren, en je wilt hier meer trainingen aan toevoegen, dan hebben we de volledige 8 weken durende LEAN Transformatie Methode voor je klaar staan. Het is een transformatie-uitdaging. 56 dagen lang, dat is het.

(timer piept) Oké, we beginnen met onze linkerknie gebogen en het rechterbeen gestrekt. De linkerarm strekt zich uit naar de zijkant en we komen naar boven en draaien bovenaan. Als u niet de hele weg omhoog kunt komen, hoeft u zich geen zorgen te maken. ga gewoon zo hoog als je kunt. Ademen. Je hebt dit. Laatste drie, twee, één. En van kant wisselen. Nog 10 seconden.

Kom op, blijf aandringen. (timer piept) Nog één herhaling. Geweldig werk. Vanaf hier wil ik dat je beide knieën buigt, je kern mooi strak trekt, met de navel terug richting de wervelkolom. Kom superhoog. Reik naar de linkerenkel, rechterenkel omhoog. Goed. Blijf ademen. Focus. Je kan dit doen. Het zijn maar zeven minuten, dat is alles.

Oké, deze keer wil ik dat je eerst naar de rechterenkel leidt, links, midden. Kom op. Probeer echt wat hoogte te krijgen. Lekker hoog.

Nog 10 seconden. (timer piept) Geweldig. Reik die armen steeds weer omhoog. Even geduld. Volgende oefening werken we met je linkerkant. Knijp voorover, strek, reik met de teen weer naar beneden.

Goed werk. Lekker hoog als je omhoog reikt. Kom op. Werk aan die kern. Werk de taille. Draai er overheen. Halverwege. Nog 10 seconden. Blijf duwen. (timer piept) Geweldig. We gaan nu naar de andere kant. Ik kom niet uit mijn woorden. Oké, bezig met die rechterkant, linker vingertoppen bij je slapen. Oké, echt aan de overkant.

Raak die schuine standen en reik dan lekker hoog. Dus hier streef je ernaar dat je ribbenkast overkomt en dat je de zijkant aan je rechterkant inkort, oké. Je beweegt dus niet alleen de elleboog, je draait je hele lichaam. Geweldig werk. Kom op, blijf aandringen. Nog een rep. (timer piept) Ongelooflijk. Oké, omgekeerde crunches zijn de volgende.

Dit zijn een van mijn favorieten voor je hele kern, maar we gaan een kleine draai geven aan de schuine buikspieren, aan die taille. Als je naar boven komt, draai je aan de bovenste snoek en dan van daaruit naar links, een beetje uitpompen. Verander de richting waarin je draait. Verander de richting waarin je de benen brengt, eerst de linkerkant en dan de rechterkant.

Verbazingwekkend. Blijf ademen. Hier de mat opgaan. Nog 20 seconden. Houd die navel terug richting de wervelkolom. Blijf ademen. (timer piept) Ongelooflijk. Laat de benen zakken. Ademen. We gaan nu over op fietsen. Bij de vijfde herhalen we die zet. Dus volg mij gewoon. Benen zijn omhoog. Eén, twee, drie, vier, vijf en terug.

En nogmaals, één, twee, drie, vier houden vast. Een twee. Goed werk. Blijf ademen. Ruim halverwege. Nogmaals, het lichaam draait hier echt. Laatste 10 seconden. Dit gaat niet over snelheid. Dit gaat over het goed krijgen van je formulier ? (timer piept) Ja, jongens. Oké, ik kom nu naar voren, woo, op handen en voeten. Hier wordt het een beetje pittig, oké.

Terwijl ik de tenen naar beneden steek, wil ik dat je begint met een kleine lift. Navel naar achteren, omhoog richting de wervelkolom. Goed. Ademen. Oké, vanaf hier dip je de heupen naar beneden, crunch je naar de overkant, de andere kant op. Geweldig werk. Kom op. Dit is nu je laatste kleine duwtje. Blijf diep graven. Laatste oefening. Oké, vanaf daar kom je in een volle plank.

Houd daar vast. Heupdip, van links naar rechts om af te ronden. 10 seconden. Dat is het. Kom op. (timer piept) Geweldig werk. Oh mijn god, mijn middel en mijn kern staan in brand.

Slanke buik, ronde billen en sexy benen Thuistraining (geen apparatuur nodig)!

Dit is je thuistraining van 6 minuten voor een strakke taille, zonder apparatuur. Ik wil dat je dit twaalf dagen doet en me laat weten hoe het met je gaat in de reacties hieronder. Dit zal niet gemakkelijk zijn. Het gaat branden, maar je krijgt de meest ongelooflijke, ongelooflijke resultaten. Vergeet niet dat dit deel uitmaakt van uw volledige 12 dagen LEANma's uitdaging, en dit is dag nummer 12, maar dat betekent niet dat deze voorbij is.

Je kunt het zo vaak herhalen als je wilt. Dit is de volledige gids die u hier 7 dagen gratis kunt downloaden via de LEAN-app tijdens onze gratis proefperiode. Omdat het de laatste dag is, hebben we onze grootste prijs ooit

Dit wil je niet missen. Ik zie je over 6 minuten aan het einde van deze training om te kijken hoe je binnen kunt komen. Oké, dus we beginnen met onze handen samen. Van daaruit wil ik dat je helemaal naar boven komt en bovenaan draait. 30 seconden per oefening. Gebruik je ademhaling. Adem uit terwijl je naar boven komt.

Adem in terwijl je zakt. (alarm piept) Geweldig, rechtop blijven zitten. Rol terug naar waar je voelt dat de kern naar binnen schiet, en je gaat gewoon heen en weer draaien. Het is een kleine beweging. Houd uw blik op uw handen gericht. Probeer die knieën mooi stil te houden, met de navel terug richting de wervelkolom.

Schouders ontspannen (alarm piept) Geweldig, ontspan je schouders, je handpalmen zijn naar boven gericht. Strek het rechterbeen, het linkerbeen en, indien mogelijk, beide. (alarm piept) Geweldig werk, helemaal tot aan het liggen nu. We gaan nu naar Pilates 100s. Dubbelpoots tafelblad 90 graden, lijm die dijen aan elkaar en pomp op en neer.

Houd uw navel terug richting uw wervelkolom en uw onderrug plat. Ondersteun uw hoofd als dat nodig is. (alarm piept) Oké, vanaf hier ga je het been strekken naar de grond, optillen en weer naar binnen brengen. Het is als een omgekeerde cyclus. Als uw nek pijnlijk is, ondersteun dan uw hoofd. En als het nog steeds pijnlijk is, laat het hoofd dan naar beneden zakken.

(alarm piept) Oké, ik ga naar de andere kant. En als dit te veel voelt, laat dan dit been zakken, oké? Je kunt het. Hier niet meer dan 90 graden. Ademen. (alarm piept) Geweldig werk, breng het hoofd naar beneden. Je gaat nu je armen langs de zijkant van je lichaam uitstrekken. Handpalmen naar boven gericht. Beide benen zijn omhoog.

Lijm de dijen aan elkaar. Je rolt lichtjes opzij en ademt weer uit naar neutraal. Echt heel langzaam en gecontroleerd. Dit is Pilates, oké? Wij controleren die bewegingen. (alarm piept) Ongelooflijk. Houd vanaf hier de benen waar ze zijn. Houd de onderrug plat. Tik met de tenen naar beneden en breng ze weer omhoog.

Deze brandt. Zorg ervoor dat die onderrug het contact met de mat niet verliest. Oké, als je het moeilijker wilt maken, kom dan naar voren. Probeer de voeten verder van het lichaam af te tikken. (alarm piept) Oké, houd die benen omhoog, één been, tik naar beneden en omhoog. Gebruik die ademhalingscontrole. Adem uit, adem in. Adem uit terwijl je naar beneden tikt.

Adem in terwijl je zakt. Blijf vooruit kijken. Je kan dit doen. (alarm piept) Verbazingwekkend, vanaf daar kom je op je zij. Ik wil je op je onderarm. Je gaat dat bovenbeen strekken, oké? Duik naar beneden, knar erin. (alarm piept) Vanaf daar wil ik dat je regelrecht op een volle plank voor mij komt.

Loop de voeten naar binnen en weer naar buiten. Houd die kern heel, heel strak. Ademen. Je gaat nu naar die andere zijplank. (alarm piept) Oké, breng jezelf rond, onderbeen gebogen, bovenbeen recht. Van daaruit knerpen en optillen. Oh, sorry, duik en knijp erin, ik geef je de verkeerde oefening daar.

15 seconden. Er zouden nog vier herhalingen binnen moeten kunnen komen, dat is er één. Dat zijn er twee. (alarm piept) Drie, nog één. Echt crunch, en we hebben het gehaald. Familia, je hebt het absoluut kapotgemaakt. Ik ben zo trots op je.

KLEINERE TAILLE en VERLIES BUIKVET in 14 dagen | Thuis training

De training van vandaag bestaat uit een kleine taille-sculptuur en vetverbranding van 10 minuten. Als je dit elke dag doet, krijg je resultaat . Zorg ervoor dat je twee weken vastlegt, wie er klaar voor is. Laten we dit doen! We beginnen liggend op onze rug. Benen mooi breed. Armen wijd, in een ster. Knarsend over het lichaam en omhoog reikend. We hebben 50 seconden aan, 10 seconden herstel.

Lekker jongen Teddy! Geweldig werk! Plaats je handen in een ruitvorm onder je rug. Reverse crunch, met een rotatie. Strek vervolgens de benen. Trek je kern lekker strak naar binnen. Draaien en knarsen. Kom omhoog en ga zitten. Spreid je billen.

Rol terug naar je bijtpunt. Til je benen op. Russische draai. Weer op je rug. We reiken naar de linkerenkel. Crunchen, strekken en weer naar beneden.

Krakend door het lichaam. Zo bereik je de obliques, de taillespieren. Je gaat je nu gelijk krijgen. Je cursus zou in vuur en vlam moeten staan! Begin met die stoot over het been. Versterk het been en reik dan naar die enkel. Kom op jongens, ik werk hier echt tot in de taille.

Je maakt het kapot! Reik de armen omhoog en over het hoofd. Kom met een volledige roll-up. Raak de handen aan de zijkant van het lichaam en weer naar beneden. Wauw, goed werk. Het spreiden van de billen. Rol terug naar je bijtpunt. Beweeg het linkerbeen. Rechter vingertoppen bij de slaap. We gaan eroverheen knijpen en rechttrekken.

Dit is echt moeilijk. Als u die hand achter u moet plaatsen, kunt u dat natuurlijk doen, maar stop niet! We zijn er bijna jongens. Kom helemaal! Vijf seconden, dan wisselen we van kant. Drie twee een. Wijziging. Laten we gaan! Geef het hier af als je het nodig hebt. Kom op, echt ronddraaiend door het lichaam. Wauw, oké, helemaal liggend.

Ik voel het ook! Ga zitten met punch. Oké, dus we komen helemaal naar boven. We slaan over, over en dan weer naar beneden. Het lichaam echt draaien. Houd nu vast en sla naar voren. Minder dan 10 seconden. Laten we gaan! Zijplank nu. Je hebt nog twee minuten werk. Aan jou, op de onderarm of op de hand. Kom omhoog in een zijplank. Houd voor mij heel mooi en sterk vast! Werk aan die schouders.

Trek de kern strak aan. Voer nu uw arm onder. Laat dan je heup zakken. Zorg ervoor dat je de hand met de ogen volgt. Solide, goed gedaan! Rechtdoor naar de andere kant. U kunt op de onderarmen of uw handen komen. Je kunt ook de ene voet voor de andere zetten, of boven op de andere. Kern lekker strak! Ademen.

Vijf seconden, dan zitten we in de feed unders . Draai het lichaam echt rond, alsof je iets probeert door te geven aan een denkbeeldig persoon achter je of aan je kleine puppy.

10 MIN PLATTE BUIK PILATES THUIS / KLEINE TAILLE (NIET BREDER) & CORE / BEGINNERVRIENDELIJK

Hallo, de training van vandaag is een buik- en core-pilates van negen minuten . ben je klaar? Oké, laten we beginnen, adem in en uit terwijl je naar achteren loopt en adem dan weer in terwijl je naar voren komt. Haal vijf korte ademhalingen in en vijf korte ademhalingen uit. Vermijd overbelasting van je nek en schouder.

houd je onderlichaam tegen de grond, adem uit terwijl je je been en arm strekt en adem in terwijl je terugkeert naar de startpositie, adem uit terwijl je naar boven gaat, draai de crunch en adem in op weg naar beneden naar het begin, deze beweging helpt bij het opbouwen van sterkere buikspieren

verhoog de stabiliteit en kracht smelt buikvet en toon je lichaam adem langzaam uit terwijl je je heupen van de grond tilt terwijl je je rug recht houdt en adem in terwijl je terugkeert naar de startpositie oh je laat me uitademen en til het gestrekte been opzij adem dan langzaam in en laat het weer zakken.

adem uit en reik met je rechterarm naar voren en je linkerbeen naar achteren. Houd je rug en bekken stil en stabiel. Het richt zich op je buikspieren, dijen en kernspieren. Adem in en draai naar de zijkant en adem uit terwijl je je hand naar de buitenkant van je voet reikt.

zorg ervoor dat u uw schouders niet rond maakt of uw nek kantelt. haal een paar keer diep adem terwijl je begint en adem langzaam uit en ga op je rug op de grond liggen met je benen gestrekt. adem in laat je schouderblad naar beneden terwijl je je armen boven je hoofd brengt adem langzaam weer uit en keer terug naar de beginpositie. haal langzaam adem en houd vast je buikspieren en kern zijn te allen tijde betrokken.

oh ja, adem uit en draai langzaam je torso zodat je je elleboog de tegenovergestelde knie kunt aanraken als deze omhoog komt, vijf vier drie twee één, wissel van kant. hey mijn Fities ♥ we zijn bijna klaar~!! je kunt het!! zorg ervoor dat je heupen niet naar de grond zakken en blijf ademen.

adem in terwijl je strekt en schop je been omhoog, zorg ervoor dat je je rug niet kromt. adem uit en breng de knie naar de elleboog 5,4,3,2,1 Laten we de andere kant doen. langzaam inademen, je bekken naar achteren kantelen, dan uitademen, je staartbeen intrekken voor de kattenhouding. Dit is de laatste beweging voor de cool -down stretches van mijn Fities ♥ je hebt het geweldig gedaan!! heel erg bedankt dat je met mij hebt samengewerkt

Maak uw taille slanker terwijl u comfortabel thuis zit

voor oefeningen om je taille te verminderen als je je hebt geabonneerd, vergeet dan niet de meldingen goed te activeren, zodat je niets van mijn video kwijtraakt. Hallo allemaal, welkom bij mij thuis, op één manier gaan we een leuke , mooie, gemakkelijkere routine doen om uit te werken of basis voor oefeningen en je hebt niet te veel ruimte nodig, want je hoeft alleen maar in deze positie te zijn en het daarna met mij te doen Dean. Ik raad je echt aan om met een kalender te werken, je kunt het in prima fysieke exemplaren vinden, we hebben er drie kalenders en ik

echt een aanrader, want je zult grote resultaten zien laten we beginnen met deze routine iedereen is klaar oké laten we gaan we combineren deze uitdaging bestaat uit vier oefeningen die we elk 30 seconden zullen doen en de hele routine zal in drie seconden voltooid zijn laten we beginnen met hun routine eerste oefening, handen op de zijkanten zitten en zo ver mogelijk aangeraakt met je vingers, hier gaan we, zo ver als je kunt, rechtop drie twee één, gedaan tweede oefening

gehurkte positie aanhouden en met de rechterhand keer de achterkant hier gaan we en dat is zonder de rest van de app te bewegen getrouwd iedereen moet blijven koersen kracht blijf je hoofd strekken met die verandering van hand hier kom op iedereen verkeerd beweeg het niet dat is achter voel hoe je beweegt als we dat goed hebben gedaan derde oefening

in dezelfde positie armen gestrekt één naar voren Ik wil naar de achtertuin door één draai vast te houden 180 beweeg je ogen drie twee één

we zijn klaar, hoe gaat het met je taille, laten we dan naar de tweede set gaan, in positie komen, oefen eerst de handen aan de zijkanten en raak de vingers zo ver mogelijk aan, hier gaan we, dat is voor zover je kuntdrie twee één gedaan, zeg goed oefening waarbij je de gehurkte positie en de rechterhandbroek op de rug houdt, hier zonder de rest te bewegen

het lichaam, iedereen zou rechtdoor moeten blijven gaan, blijf je hoofd strekken met die andere hand, hier gaan we, ik geef de voorkant, dat is niet achter, voel hoe je beweegt, een leider ging op de derde oefening in dezelfde positie, armen gestrekt één naar de voorkant één naar de achtertuin met één bocht 180

laten we naar de derde set gaan oké ja dan gaan we eerst de handen aan de zijkanten oefenen en aanraken met je vingers zo ver mogelijk hier gaan we dat is zo ver als je kunt recht achteruit drie twee één gedaan zieke oefening houd de squatpositie en de rechterhand passeer hier de achterkant, zonder de rest van het lichaam te verplaatsen

iedereen moet rechtdoor blijven gaan, blijf je hoofd strekken met die andere hand, hier gaan we, kom op, ik gaf de confrontatie, beweeg het niet, dat is achter, voel hoe je beweegt, waarom doen we dat niet, dat is goed gedaan, derde oefening in dezelfde positie, armen rechtdoor naar voren, ik wil een bocht 180 naar de achtertuin

gefeliciteerd met het voltooien, ben je er nu klaar voor, je zult zien dat als je werkt, ik hoop dat je deze routine leuk vond en ook kunt channelen zodat je

een mooie week en ik zie je hier de volgende keer blijf trainen met meer oefeningen en als je mijn video's leuk vindt, deel ze dan met je familie en vrienden . Ik wil dat we samen meer impact creëren en dat mensen meer voor zichzelf zorgen, we hebben gecombineerd

10 MIN STAANDE ABS-WORKOUT | Krijg buiklijnen en slanke taille

Velen van jullie hebben gevraagd om nog een staande training sinds mijn laatste, alweer ruim twee jaar geleden. Dus ik vond dat het eindelijk tijd was voor een nieuwe en nog betere. Deze staande oefeningen richten zich vanuit alle hoeken op onze buikspieren en vormen onze taille. Ze zijn allemaal nek- en rugvriendelijk en er is geen apparatuur nodig, zelfs geen yogamat.

En als je klaar bent voor de training, laten we gaan! 10 oefeningen met uiteindelijk één bonus, als je een extra uitdaging wilt. De eerste oefening is Ab Bend. Zuig je buik in, buig opzij en train je zijbuikspieren. Knijp er hard in om uw romp weer omhoog te tillen. Wissel na 30 seconden van kant Drie Twee Eén Wissel! Let er goed op dat u uw buikspieren echt gebruikt voor alle bewegingen bij deze staande buikspieroefeningen.

Verbinding tussen lichaam en geest! Ten tweede is Torso Twist Draai naar de zijkant, voel een rek langs de zijkant van je buik en werk dan aan je zijbuikspieren. Knijp hard, zuig je buik in om je romp terug naar het midden te draaien. Zorg ervoor dat u in het juiste gebied werkt.

Het zal een enorm verschil maken in hoe effectief deze oefeningen zijn. Derde is Knee Raise Twist Toes Touch Werk met je onderbuikspieren om één knie omhoog te tillen, knijp in je zijbuikspieren om je torso naar de zijkant van de opgeheven knie te draaien. Vervolgens strek je je been omhoog terwijl je je buikspieren knarst, raak je tenen aan en wissel na 30 seconden van kant Drie

twee één schakelaar Volgende zij aan zij hakken Oefening hakken naar beneden terwijl je je buik naar binnen zuigt en je buikspieren knarst Teken een grote halve cirkel met je armen en reik naar de bovenkant van de andere kant, voel een rek in de buikspieren afwisselende kanten Ik ben hier helemaal alleen en ik vind het leuk, schatje

Buitenlandse Oh Fifth side crunch om de viering van de late race te vieren vieren vieren vieren Oefening Knijp in de zijbuikspieren, breng je elleboog en knie naar de zijkant en knijp dan weer in die buikspieren terwijl je je gestrekte been omhoog tilt, wissel van been na 30 seconden Drie twee één wissel We zijn halverwege de zesde is op de fiets vieren feest vieren vieren

Oefening knars de buikspieren alsof iemand je in de buik slaat, je doet het geweldig. Ga zo door met het goede werk. De zevende is frontcake

Oefen hier. We richten ons op onze onderbuikspieren en werken eraan om ons been naar voren te brengen voor elke taart. Span de buikspieren aan als je in 30 seconden van kant wisselt. Drie twee één schakelaar. Ik heb nodig om mijn hoofd koel te houden. Houd het niet. Is

gecontroleerd van links naar rechts draait. We bewegen door de nacht alsof we van een andere ster zijn, vliegend door de straten en onze gebroken harten. Maar ze kunnen ons niet eens aanraken. We hebben een ander beatparadijs gevonden: Niemand gaat ons tegenhouden. Mooie gladde knieverhoging

Oefen uw been-achterarmen omhoog zodat uw lichaam in één rechte lijn staat Houd uw kern stevig vast om het evenwicht te behouden Gebruik vervolgens uw onderbuikspieren om uw knie naar voren te tillen terwijl u weer rechtop gaat staan Ga 30 seconden opzij en wissel van Drie twee één schakelaar Bijna daar jongens, jullie zijn niet helemaal hierheen gekomen om nu te stoppen.

Houd vol Laatste oefening is squat side crunch Oefening likt wijd uit elkaar in sumo squat houding buig je torso naar de zijkant knijp je zijbuikspieren en breng ze terug naar het midden, afwisselende kanten Op het punt om te vertrekken Voel het branden niet alleen in de zijbuikspieren hier, maar ook in onze dijen geen pijn geen winst jongens bijna daar En klaar, maar als je nog meer wilt, is hier een extra bonus voor je zijsprong

Oefening, draai je torso door je zijbuikspieren en koord in elke omslag te trainen. Onthoud dat cardio ook erg belangrijk is om onze buikspieren zichtbaar te maken. Laten we dit helemaal tot aan de finish kapot slaan. Gratis. Ik ben zo trots op je. Als je nog steeds hier bij mij bent, doe dan je best, want je bent de beste. Wat een prestatie is, onthoud dat succes is voor degenen die bereid zijn hard te werken, blijf geduldig en geef nooit op

- 12 cm in 6 dagen! PLATTE MAAG in slechts 5 minuten! geen buikvet

Hallo jongens. Als jij ook zo'n buikje wilt, luister dan goed naar mij, ik zal vandaag proberen zo min mogelijk te praten. Ik weet al heel lang hoe ik zo'n buik moet houden, hoe ik hem kan krijgen en alles wat met deze mooie buik te maken heeft. Vandaag zal ik je de meest effectieve oefeningen vertellen en laten zien die 100 procent zullen helpen, aangezien ik al klaar ben met deze buik. Met zijn gestreepte, mooie buik, behoorlijk lang en lang, dus ik weet hoe ik voor hem moet zorgen.

Ik weet wat ik met hem moet doen, zodat hij de volgende dag niet wegrent en met dit alles, ik doe niet elke dag een dieet, ik eet 1600 tot 2000, terwijl mijn bereik ongeveer zo is. Als je eerder dacht dat dit onrealistisch is om te bereiken, dan ken ik je hele mythe, want het werkt echt. Ik heb bereikt dat ik hem tot op de dag van vandaag niet normaal ondersteun.

De meest effectieve oefeningen die we vandaag zullen doen, doen we later. Ze werken echt en ik raad het aan. Deze oefeningen worden 's ochtends uitgevoerd zodra u wakker wordt. op een lege maag in plaats van op te laden, kun je deze oefeningen gewoon in bed doen, omdat de oefeningen die we op de grond doen vanwege wat je doet en in bed ligt niets aan kracht zal veranderen, neem het gewoon in gebruik, let op: als je doe deze oefeningen elke dag, dan verlies je daar sowieso 100 procent vet van.

Het belangrijkste is om te wachten, als je ineens 5 dagen hebt, aangezien het mij 12 centimeter kostte, is dat oké. We zijn allemaal verschillend. Op verschillende manieren gaat zo'n 12 cm niet naar de volgende dag, alleen zijn we allemaal verschillend . . Waar gaan deze oefeningen over, de meest effectieve oefeningen die je alleen kunt onthouden, zodat je op de bodem zit, de buik plat is zonder vet, zodat deze er goed uitziet.

Reliëf en helemaal onderaan de buik zat een vetlaag van minder dan 4 centimeter. 4 centimeter of minder wordt vermoedelijk als de norm beschouwd. Ik weet niet wie dit heeft bedacht, maar ik doe deze norm. Godzijdank doe ik mee. En ook jij zult mij verlaten. Het allerbelangrijkste is regelmaat. Ik heb al gezegd dat als je elke dag 10-5 minuten oefent, welke oefeningen je ook doet, je er gewoon elke dag regelmatig aandacht aan moet besteden.

Om zo'n lichaam te bereiken , antwoord ik je thuis in lagen. Het is gemakkelijk, omdat ik dit heb bereikt en mijn geheimen met je deel. Wat voeding betreft, zullen jullie helaas niet slagen, er zijn taarten, Hamburgers en van alles alles natuurlijk, ik kan het. Je kunt ze alleen eten. Deze enorme calorieën proppen hun norm, en de norm van calorieën.

gezond persoon van 1500 tot 2000. Ergens zo plus min. Ik weet het niet precies en voor jullie begrijpelijk, het lijkt er ongeveer zo op. En dit is je dagelijkse norm, en dit is het uur - dit is om thee te drinken, dus als je een mooi, gezond lichaam wilt zonder acne, zullen ze je trouwens verlaten, als je plotseling snoep weigert, meelachtig en gebakken.

En dit alles is nu allemaal, neem het gewoon en haal het uit uw dieet met gebakken korst, gebakken vlees. Als u dat niet doet. Uiteindelijk de oven, wat is het probleem dat ik niet begrijp. Je kunt grillen zonder zonder een druppel vet, want vet voor kan ik niet uitsluiten. eindelijk meel en je ziet dat de gulzigheid van meelproducten je niets oplevert, ze vallen gewoon als een brok in je maag allemaal niet goed en ik weet niets van het bestaan van waardevolle granen.

ze kunnen niet meer dan 1 plakje per dag worden geconsumeerd en bij voorkeur verliezen, maar je hebt niet meer nodig, en uiteindelijk toch suiker elimineren omdat er geen bruikbare suiker is, heeft helemaal geen effect op ons als je de betekenis van versterken kent suiker, dan schrijft hij me in deze reacties omdat ik persoonlijk niets anders zie dan het feit dat we deze smaak gewoon ter sprake wilden brengen, letterlijk 3 seconden met dromen gegoten en de rest is alleen bij ons, dus trek conclusies, ik heb het al opgegeven suiker een week geleden en nam het over het algemeen op uit mijn dieet en

verdomd, het is oké , ik houd vol en het gaat prima als je maar een week geen suiker meer eet, en na deze tijd kun je je zelfs niet meer voorstellen hoe lekker kiwi is met een sinaasappel in het algemeen. Ik hoop dat je begrijpt wat ik bedoel. Ik heb het over het hele geheim van deze platte buik: regelmaat en sociale voeding, gezonde voeding die je een leven helpt dat je voorziet van alle nuttige elementen die we alleen uit voedsel kunnen halen en daarom niet verwaarlozen, niet verwaarlozen wat je ziet, het is echt Het is belangrijk dat u bij onze trainingen presteert

deze oefeningen zijn te wijten aan de spieren van de pers, dus span je hersenen in en denk als een pers en denk als een pers terwijl je deze oefeningen doet, bespreek je aandacht voor de onderbuik om deze voor 100 procent in werking te stellen wat je nodig hebt denk aan kinderen met een maag om de oefening uit te voeren, dan voor die spieren en ik verzeker je wat een feest daar tussenin, je zult een platte buik hebben en een taille van 60 centimeter. Veel succes voor jullie in training, ik geloof je. Maar al deze training ging zo dat slechts 5 minuten, en mijn maag brandt echt en eerlijk

7-daagse slanke taille + platte buik // koppig dikke buik

omhoog volgende armcirkels in vijf vier drie twee één gaan één twee drie 4 5 6 7 8 9 10 11 12. omhoog volgende lichaamsrotaties in vijf vier drie twee één gaan één twee drie vier vijf zes zeven acht negen tien elf twaalf volgende kant bochten in vijf vier drie

twee één ga één twee drie vier vijf zes zeven 8 9 10 11 12. omhoog volgende romprotatie over vijf vier drie twee één ga één twee drie vier vijf zes

zeven acht negen 10 11 12. volgende hoge knie-jacks in vijf vier drie twee één ga één twee drie vier 5 6 7 8 9 10 11 12 rusttijd oh oh volgende langzaam springende boeren in vijf vier drie twee één ga één twee drie vier vijf zes zeven 8 9 10 11 12 13 14 15 16 17 18 19 20 21 22 23 24 25 26 27 28 29 30

rusttijd boven volgend bovenbereik over vijf vier drie twee één keer één twee drie vier vijf zes zeven acht negen tien elf twaalf 13 14 15 16 17 18

19 20 rusttijd volgende slowjumping jacks over vijf vier drie twee één go één twee drie vier 5 6 7 8 9 10 11 12 13 14 15 16 17 18

19 20 21 22 23 24 25 26 27 28 29 30 rusttijd boven volgende bereik boven vijf vier drie twee 1 go 1 2 3 4 5 6 7 8 9

10 11 12 13 14 15 16 17 18 19 20 rusttijd volgende lichaamsextensies over vijf vier drie twee één ga één twee drie vier vijf zes zeven acht negen

tien elf 12 13 14 15 16 17 18 19 20 rusttijd dus volgende langzame bergbeklimmer over vijf vier drie twee één ga één twee drie vier vijf zes zeven acht negen tien rusttijd omhoog volgende lichaamsextensies over vijf vier drie twee één gaan één twee drie vier vijf zes zeven acht negen tien elf 12 13 14 15

16 17 18 19 20 rusttijd omhoog volgende langzame bergbeklimmer over vijf vier drie twee één ga een twee drie vier vijf zes zeven acht negen tien rusttijd

omhoog volgende diagonale buikspieren in vijf vier drie twee één ga één twee drie vier

vijf zes zeven acht negen tien elf twaalf 13 14 15 16 17 18 19 20 rusttijd omhoog volgende diagonale buikspieren in vijf vier drie

twee één ga één twee drie vier vijf zes zeven 8 9 10 11 12 13 14 15. 16 17 18 19 20 rusttijd omhoog volgende diagonale buikspieren

over vijf vier drie twee één ga één twee drie vier vijf zes zeven acht negen 10 11 12 13 14 15 16 17 18 19 20 rusttijd omhoog volgende diagonale buikspieren

over vijf vier drie twee één ga één twee drie vier vijf zes zeven acht negen tien elf twaalf 13 14 15 16 17 18 19 20 rusttijd volgende etappe trapt in vijf vier drie twee één ga één twee drie vier vijf zes 7 8 9 10 11 12 13 14 15 16 17 18 19 20 21 22 23 24 25 26 27 28 29 30 rusttijd

volgende rennen op plaats in vijf vier drie twee één gaan twee vier zes acht tien twaalf veertien 16 18 20 rusttijdup volgende etappe kicks in vijf vier drie

twee één ga één twee drie vier vijf zes zeven 8 9 10 11 12 13 14 15 16 17 18 19 20 21 22 23 24 25 26 27 28 29 30 rusttijd volgende rennen op zijn plaats

over vijf vier drie twee één ga twee vier zes acht tien twaalf veertien zestien 18 20 rusttijd volgende hoge kniekarbonades over

over vijf vier drie twee één go één twee drie vier vijf zes zeven acht negen tien rusttijd buitenland omhoog volgende hoge kniekarbonades rechts in vijf vier drie twee één go één twee drie

vier vijf zes zeven acht negen tien rusttijd volgende hoge knie-karbonades over vijf vier drie twee één gaan een twee drie vier vijf zes zeven acht negen tien rusttijd hmm volgende hoge kniekarbonades precies in vijf vier drie twee één ga één twee drie vier vijf zes zeven acht negen tien rusttijd

buitenlands volgende omgekeerde crunches in vijf vier drie twee één gaan één twee drie vier vijf zes zeven acht negen tien rusttijd dus

omhoog volgende v omhoog over vijf vier drie twee één ga één twee drie vier vijf zes zeven acht negen tien rusttijd

volgende omgekeerde crunches in vijf vier drie twee één ga één twee drie vier vijf jij

14 dagen gewichtsverliesuitdaging - thuistrainingsroutine

warming-up volgende hallo ik Jax in vijf vier drie twee één go één twee drie vier vijf zes zeven acht negen tien elf twaalf volgende zijwaartse bochten in vijf vier drie twee één go één twee drie vier vijf zes zeven acht negen tien elf twaalf volgende volgende bochten in vijf vier drie twee één gaan één twee drie vier vijf zes zeven acht negen tien elf twaalf laten we beginnen met de training volgende stap terug jacks over vijf vier drie twee één gaan één twee drie vier vijf zes zeven acht negen 10 11 12 13 14 15 16 17 18 19 20 rusttijd voor de volgende langzame burpees in vijf

vier drie twee één ga één twee 3/4 vijf zes zeven acht 9 tien 1112

rusttijd volgende jump jack over vijf vier drie twee één keer 1 2 3 4 5 6 7 8 9 10 1 2 3 4 5 6 7 8 9 20 1 2 3 4 5 6 7 8 9 xxx rusttijd

omhoog volgende laterale armcirkels in vijf vier drie twee één ga één twee drie vier vijf zes zeven acht negen 10 11 12 13 14 15 16 17 18 19 20 rusttijd nek omhoog rennen op zijn plaats in 5 4 3 2 1 go 2 4 6 8 10 12 14 16 18 20 22

24 26 28 30 32 34 36 38 40 rusttijd tot volgende squat en kick-in vijf vier drie twee één ga één twee drie voor vijf zes 7 8 9 10 11 12 rusttijd

omhoog volgende zijstap reikwijdte over vijf vier drie twee één ga één twee drie vier vijf zes zeven acht negen 10 11 12 13 14 15 16:17

18:19 20 rusttijd volgende plink jack over vijf vier drie twee één go 1 2
3 4 5 6 7 8 9 10 1 2 3 4 5 6 7 8 9 20 rusttijd volgende plank over vijf
vier drie twee één

ga één twee drie vier vijf zeszeven acht negen 10 11 12 13 14 15
rusttijd omhoog volgende swing backs in vijf vier drie twee één ga één
twee drie vier

vijf zes zeven acht negen 10 11 12 13 14 15 16 17 18 19 20 ademtijd
omhoog volgende knie push-ups in vijf vier drie twee één ga één twee

drie vier vijf zes zeven acht rusttijd volgende tricepsdips in 5 4 3 2 1 go
1 2 3 4 5 6 7 8 9 10 11 12 13 14 15 rusttijd

volgende meetup crunches in vijf vier drie twee één ga één twee drie
vier vijf zes zeven acht negen tien elf twaalf breng de beat terug
dertien veertien vijftien rusttijd

volgende licht valt binnen 5 4 3 2 1 go 1 2 3 vier vijf zes 7 8 9 10 11 12
rusttijd

volgende langzame burpees in vijf vier drie twee één ga één twee drie
vier vijfzeszeven acht 9 tien elf 12

rusttijdop volgende Jumping Jack over vijf vier drie twee één keer 1 2 3 4 5 6 7 8 9 10 1 2 3 4 5 6 7 8 9 20 1 2 3 4 5 6 7 8 9 xxx rusttijd

volgende rennen op plaats in 5 4 3 2 1 go 2 4 6 8 10 12 14 16 18 20 22 24 26 28 30 32 34 36 38 40 rusttijd

volgende bergbeklimmer over vijf vier drie twee één gaan één twee drie vier vijf zes zeven acht negen 10 11 12 13 14 15 16 17 18 19 20 21 22 23 24 25 rusttijd volgende skihop over 5 4 3 2 1 ga 1 2 3 4 5 6 7 8 9 10 11 12 13 14 15 16 17 18 19

20 je hebt de training met succes afgerond, goed gedaan

Een half uur gewichtsverlies - 30 minuten thuistraining om vet te verbranden

Opwarmen volgende zijwaartse buigingen in vijf vier drie twee één keer één twee 3 4 5 6 7 8 9 10 11 12. volgende hoge kniedraai in vijf vier drie twee één keer één twee drie vier vijf zes zeven acht negen

tien elf twaalf omhoog volgende armcirkels in vijf vier drie twee één gaan één twee drie vier vijf zes zeven acht negen tien elf twaalf dertien veertien vijfde laten we beginnen met de training team volgende squats in vijf vier drie twee één gaan één twee drie vier vijf zes zeven

acht negen tien volgende Russische twist over vijf vier drie twee één go één twee drie vier vijf zes zeven acht negen tien elf twaalf rusttijd volgende skihops over vijf vier drie twee één go één twee

drie vier vijf zes zeven acht 9 10 11 12 13 14 15 16 17 18 19 20. volgende hiel raakt in vijf vier drie twee één ga één twee 3 4 5 6 7 8 9 10 11 12 13 14 15 16 17 18 rusttijd

volgende springjacks over vijf vier drie twee één ga één twee drie vier vijf zes zeven acht negen tien 1 2 3 4 5 6 7 8 9 20 1 2 3 4 vijf zes zeven acht negen dertig volgende running op zijn plaats in vijf vier drie twee één keer 2 4 6 8 10 12 14 16 18 20 22

24 26 28 30 32 34 36 38 40 rusttijdop volgende ezeltrap in vijf vier drie twee één ga één twee drie vier vijf zes zeven acht negen tien elf

twaalf dertien veertien omhoog volgende knie push-ups in vijf vier drie twee één gaan een twee drie vier vijf zes zeven acht rusttijd omhoog volgende zijbeenverhogingen in vijf vier

drie twee één go één twee drie vier vijf zes zeven acht negen tien elf twaalf dertien veertien omhoog volgend bereik door in vijf vier drie twee één go één twee drie vier vijf zes zeven acht negen 10 11 12 13 14 15 rusttijd

volgende brug over vijf vier drie twee één go één twee drie vier vijf zes zeven acht negen 10 11 12 13 14 15. volgende triceps dips over vijf vier drie twee één go één twee drie vier vijf zes zeven acht

negen tien elf twaalf dertien 14 15 rusttijd volgende bergbeklimmer over vijf vier drie twee één ga een twee drie vier vijf zes zeven acht negen 10 11 12 13 14 15 16 17 18 19 20. volgende plankjacks

over vijf vier drie twee één gaan één twee drie vier vijf zes zeven acht negen tien één twee drie vier vijf rusttijd volgende burpees over vijf vier drie twee één gaan één twee drie vier vijf zes zeven acht rusttijd omhoog volgende squats in vijf vier drie twee één gaan één twee drie vier vijf zes zeven acht negen tien

volgende Russische wending over vijf vier drie twee één go één twee drie vier vijf zes zeven acht negen 10 11 12 rusttijd volgende skihops over vijf vier drie twee één go één twee drie vier vijf zes zeven

acht negen 10 11 12 13 14 15 16 17 18 19 20. volgende hiel raakt in vijf vier drie twee één go één twee drie vier 5 6 7 8 9 10 11 12 13 14 15 16 17 18 tijd volgende

Jumping Jacks in vijf vier drie twee één gaan één twee drie vier vijf zes zeven acht negen tien één twee drie vier vijf zes zeven acht negen twintig één twee drie vier vijf zes zeven acht negen dertig omhoog volgende rennend op zijn plaats in vijf vier drie twee één ga 2 4 6 8 10 12 14 16 18 20 22

24 26 28 30 32 34 36 38 40 rusttijd omhoog volgende ezeltrap over vijf vier drie twee één ga één twee drie vier vijf zes zeven 8 9 10 11

12 13 14 omhoog volgende knie push-ups over vijf vier drie twee één ga een twee drie vier vijf zes zeven acht rusttijd omhoog volgende zijbeenverhoging over vijf vier drie

twee één go één twee drie vier vijf zes zeven acht negen tien elf twaalf 13 14 omhoog volgend bereik door in vijf vier drie twee één go één twee drie vier vijf zes zeven acht negen tien 11 12 13 14 15 rusttijd

volgende brug over vijf vier drie twee één gaan één twee drie vier vijf zes zeven acht negen tien 11 12 13 14 15. volgende triceps dips over vijf vier drie twee één gaan één twee drie vier vijf

6 7 8 9 10 11 12 13 14 15 rusttijd volgende bergbeklimmer over vijf vier drie 2 1 ga 1 2 3 4 5 6 7 8 9 10 11 12 13 14 15 16 17 18 19 20. volgende

plank jacks over vijf vier drie twee één gaan één twee drie vier vijf zes zeven acht negen tien één twee drie vier vijf zes zeven acht rusttijd volgende burpees over vijf vier drie twee één gaan één twee drie

vier vijf zes zeven acht rusttijd omhoog volgende brandkraan over vijf vier drie twee één ga één twee drie vier vijf zes zeven acht negen tien elf twaalf 13 14 15 16 17 18 19. 20. omhoog volgende omhoog omhoog omlaag in vijf vier drie twee één ga een twee drie vier vijf zes zeven acht

rusttijd jump jacks in vijf vier drie twee één go één twee drie vier vijf zes zeven 8 9 10 1 2 3 4 5 6 7 8 9 20 1 2 3 4 5 6 7 8 9 30 rusttijd

volgende rennen op plaats over vijf vier drie twee één gaan twee vier zes acht tien 12 14 16 18 20 22 24 26 28 30 rusttijd volgende springende jacks over vijf vier drie twee één gaan één twee drie

vier vijf zes zeven acht negen tien een twee drie vier 5 6 7 8 9 20 1 2 3 4 5 6 7 8 9 30 rusttijd volgende rennen op zijn plaats in vijf vier 3 2 1 go 2 4 6 8

10 12 14 16 18 20 22 24 26 28 30 rusttijd ik omhoog volgende springen schuine draai in vijf vier drie twee één ga twee vier zes acht 10 12

14. volgende hoge kniedraai in vijf vier drie twee één keer één acht rusttijd volgende zijwaartse buigingen

over vijf vier drie twee één gaan één twee drie vier vijf zes zeven 8 9
10 11 12. omhoog volgende terug bochten in vijf vier drie twee één
gaan één twee drie vier vijf zes zeven acht negen tien elf

je hebt de training met succes afgerond, goed gedaan

kg in 10 dagen - Gewichtsverliestraining thuis

volgende arm crossovers in 5 4 3 2 1 go 1 2 3 4 5 6 7 8 9 10 11 12 13
14 16 17 18 19 20 21 22 23 24 25 26 27 28 29 30 rusttijd

omhoog volgende heupwervelingen in 5 4 3 2 1 go 1 2 3 4 5 6 7 8 9 10
11 12 13 14 15 16 17 18 19 20 21 22 23 24 25 26 27 28 29 30 rust

tijd omhoog volgende Jumping Jacks in 5 4 3 2 1 go 1 2 3 4 5 6 7 8 9 10
1 2 3 4 5 6 7 8 9 20 1 2 3 4 5 6 7 8 9 30 rusttijd

volgende langzame burpees in vijf vier drie twee één ga één twee drie vier vijf zes zeven acht 9 tien11:12 rusttijd

volgende of spring erin 5 4 3 2 1 go 1 2 3 4 5 6 7 8 9 10 11 12 rusttijd

volgende lockdowns over vijf vier drie twee één ga één twee drie vier vijf

zes zeven acht negen tien elf twaalf rusttijd

volgende plank in 5 4 3 2 1 go 1 2 3 4 5 6 7 8 9 10 11 12 13 14 15 16 17 18 19 20 rusttijd

volgende squat en kick-in 5 4 3 2 1 go 1 2 3 4 5 6 7 8 9 10 11 12 13 14 15 16 17 18 19 20 rusttijd

volgende stoten in 5 4 3 2 1 go 1 2 3 4 5 6 7 8 9 10 11 12 13 14 15 16 17 18 19 20

rusttijd omhoog volgende zijwaartse armcirkels in vijf vier drie twee één ga één twee drie vier vijf zes zeven acht negen 10 11 12 13 14 15 16 17 18 19 20 21 22 23 24 25 26 27 28

29 30 rusttijd volgende lichaamsextensies over vijf vier drie twee één ga één twee drie vier vijf zes zeven acht negen 10 11 12 13 14 15 16 17 18 19 20 rusttijd nek arm crossovers

over vijf vier drie twee één gaan één twee drie vier vijf zes zeven acht negen 10 11 12 13 14 15 16 17 18 19 20 21 22 23 24 25 26 27 28 29 30 rusttijd omhoog volgende heupwervelingen in 5 4 3 2 1 gaan 1 2 3

4 5 6 7 8 9 10 11 12 13 14 15 16 17 18 19 20 21 22 23 24 25 26 27 28 29 30 rusttijd

volgende jump jacks over 5 4 3 2 1 go 1 2 3 4 5 6 7 8 9 10 1 2 3 4 5 6 7 8 9 20 1 2 3 4 5 6 7 8 9 30 rusttijd volgende langzame burpees over vijf vier drie

twee één ga één twee drie vier vijf zes zeven acht 9 tien 11:12 rusttijd

volgende of spring erin 5 4 3 2 1 go 1 2 3 4 5 6 7 8 9 10 11 12 rusttijd

omhoog volgende wandeling omlaag over vijf vier drie twee één ga één tot drie vier vijf zes zeven acht 9 tien elf twaalf rusttijd

volgende plank over vijf vier drie twee één ga één twee drie vier vijf zes 7 8 9 10 11 12 13 14 15 16 17 18 19 20 rusttijd

volgende squat en kick-in vijf vier drie twee één ga één twee drie vier vijf zes zeven acht negen tien 11 12 13 14 15 16 17 18 19 20 rusttijd

volgende stoten in 5 4 3 2 1 gaan 1 2 3 4 5 6 7 8 9 10 11 12 13 14 15 16 17 18 19 20 rusttijd volgende

zijwaartse armcirkels in 5 4 3 2 1 go 1 2 3 4 5 6 7 8 9 10 11 12 13 14 15 16 17 18 19 20 21 22 23 24 25 26 27 28 29 30 rusttijd jij

volgende body extensions in 5 4 3 2 1 go 1 2 3 4 5 6 7 8 9 10 11 12 13 14 15 16 17 18 19 20 je hebt alle oefeningen met succes voltooid goed gedaan, deel deze videotraining met mensen waarvan je denkt dat ze dat zouden moeten doen doe deze training ook

30 minuten gewichtsverlies - geen apparatuurtraining om vet te verbranden

Weet je wat er aan de hand is, Tummy Tuckers, welkom bij dag één van de tien van mijn 10-daagse lichaamstransformatie-uitdaging vandaag. Ik ga je een volledige lichaamstraining geven. Deze training is beginnersvriendelijk, dus als je er echt zin in hebt en ervan houdt Deze training is te gemakkelijk voor je. Zorg ervoor dat je deze video minstens twee keer herhaalt, dus hoe we deze training gaan doen. Ik ga je beginnen met een snelle warming-up. We gaan drie rondes van onze snelle training houden. warming-up en dan gaan we meteen aan de training beginnen

onze training heeft 12 bewegingen, we gaan 45 seconden op 15 seconden rusten zoals ik al zei als je fitnessniveau hier is, begin dan met de derde, het is pas dag één, dus als je fitnessniveau hier is, zorg er dan voor dat je deze video minstens twee keer herhaalt dus zonder verder Ado, laten we meteen naar deze video gaan. We gaan beginnen met een paar armcirkels, dames en heren, dus ik heb gewoon een paar grote armen naar voren nodig, terwijl we natuurlijk grote armen naar achteren gaan nemen en Ik heb nog twee zetten voor je, laten we beginnen, we hebben er tien

elk op drie twee één laten we gaan één twee drie daar gaan we vier grote cirkels vijf zes grote cirkel zeven acht uh-huh negen tien neem het terug laten we gaan één neem het terug twee neem het terug drie vier vijf zes zeven acht laten we gaan negen tien Goed gedaan, laten we wat back twisties doen we gaan vijf vier drie twee één laten we aan de slag gaan jullie allemaal één uh-huh twee Draai drie draai vier heupen vier vijf zes je ziet mijn heupen bewegen zeven mijn rug beweegt acht

negen tien goed gedaan, nu hebben we een paar zijstappers, we gaan vijf vier drie twee één horen, laten we gaan een uh-huh twee drie vier vijf zes zeven acht, laten we gaan negen tien goed gedaan, we hebben nog twee rondes vijf, je hartslag zou vriendelijk moeten zijn van zijn nu op de vierde drie twee laten we gaan een twee drie vier vijf daar gaan we zes zeven acht negen tien we nemen het terug laten we gaan we gaan er een

twee grote cirkels drie vijf zes zeven acht negen tien achterwaartse twisties drie twee één laten we gaan één twee drie uh-huh vier heupen vier vijf zes zeven acht negen tien drie twee één laten we gaan één twee drie vier vijf zes zeven acht negen tien goed gedaan we Ik heb nog een ronde van deze warming-up. Vijf vier drie twee één laten we gaan één twee drie armcirkels vier vijf

zes zeven acht negen tien neem het terug drie twee één laten we gaan één twee drie vier vijf zes zeven acht negen tien drie twee één laten we gaan één Beweeg die heupen niet twee oké vier vijf zes zeven acht negen tien goed gedaan, we hebben onze Hoppers en we beginnen aan de training vijf vier drie twee één laten we gaan een twee kom op jullie allemaal drie laten we gaan vier laten we werken vijf zes zeven acht negen

tien goed werk dat we nu gaan doen is trainen, laat me mijn timer instellen, we hebben 45 seconden op 15 seconden, herstellen waar de timer op wat een weduwe waar de timer op waar de waar de waar de timer op 45 seconden op 15 seconden rust, laten we ga erin onze eerste zet dank je stevige leg raises drie twee één we gaan afwisselend dus ga meer omhoog twee breng het omhoog drie ah vier ah vijf breng het omhoog zes houd die kern stevig vast allemaal

zeven Ik weet dat ik aan het tellen ben, maar we hebben 45 seconden negen tien één omhoog twee handen op je heupen als je wat balans nodig hebt drie tegen vier oh goed gedaan we hebben 15 seconden rust en we gaan zitten squats verdomd drie verdomd ik heb je achterste nodig, score verdomd, ik heb niet al je gewicht op je knieën nodig, plaats niet al je gewicht hier, neem het terug als een toilet, oké, neem het terug als een toilet, neem het terug, neem het terug, neem het terug laten we gaan

Oké, kom op schat, rust goed uit, nu hebben we ezeltrappen, dus ga naar de grond. We wisselen elkaar af op onze ezeltrappen, ook drie twee één, dus we gaan omhoog. Schakel twee, schakel drie, schakel, laten we vier gaan, neem het terug vijf neem het terug zes terug zeven terug acht terug kom op negen ja tien ga door één eh twee terug laten we drie gaan terug vier rusten Ik denk dat we nog steeds op de grond liggen we gingen a capella die laatste ronde omdat we nu kunnen we hebben brandkranen jullie allemaal drie twee drie een twee ah en Alternatief brengen het nu op nu afwisselend op nu afwisselend op nu alternatief brandkraan brandkraan brandkraan vecht ervoor vecht ervoor laten we werken kom op kom op zeg opstaan laten we gaan

omhoog , hopelijk ben je thuis en gebruik ik de mat. Ik gooi het uit op het tapijt. Rust goed uit, maar maak de klus af, klaar, we moeten er doorheen, dus kom hier terug, laten we naar boven gaan, breng het naar boven houd je tenen naar de lucht gericht, je hielen mogen alleen op de grond zijn, niet je hele voet, en zorg ervoor dat je opstaat, trek hem erdoor, trek hem erdoor, trek hem erdoor, trek hem erdoor, laten we gaan, kom naar boven, breng hem naar boven, breng hem naar boven , kom in gevecht vier

dag één we hebben nog negen dagen daar laten we daarna gaan, laten we de hersenen strakker maken vervolgens hebben we heuveltoppen, draai gewoon je hersenen om in beweging te blijven, train je hersenen om in beweging te blijven vandaag is een lichte dag, we hebben heuveltoppen hè drie twee drie een twee een kant naar kant, we gaan heen en weer, haal die bovenrug van de vloer, haal die bovenrug van de vloer, laat het branden, laat het branden, laat het branden ah ah blijf doorgaan, blijf doorgaan, vecht, laten we kleuren één nemen, dus we gaan afwisselend afwisselend afwisselend afwisselend alternatief, laten we het ter sprake brengen, breng het ter sprake, laten we gaan en vechten, laten we tegen me vechten, knie en knie, opnieuw moeten vechten, laten we het oppakken, opstaan, goed gedaan

Oké, wat hebben we als volgende Tummy Tuckers, we hebben Russian Twists drie twee één hier als je je voeten op de grond moet hebben, want vandaag is de eerste dag, doe dat voor mijn gevorderde mensen, houd je voeten van de grond, laten we het halen, ademen, ademen ah schreeuw als je je voeten twee seconden op de grond moet zetten als het moet, maar wat je ook doet, stop niet met bewegen, laten we rusten, goed gedaan, waar zijn we, waar is de muziek? Ik denk dat we wat muziek nodig hebben, wat hebben we volgende eerst

drie twee één sta op Maart-knie terwijl ik onze muziek bij elkaar krijg, alleen ik kom op mij Maart-knie Maart-knie Maart-knie en Maart-knie en Maart en Maart weer en Maart weer en Maart weer en Mars weer zet ze op, haal ze op, zet ze op Doe die knieën zo hoog als je kunt rusten. Goed gedaan, nu hebben we dat. We gaan weer op de grond liggen. We komen in plankpositie en gaan van onze handen naar onze ellebogen. Twee één twee. Laten we gaan. omlaag omhoog omlaag omhoog omlaag omhoog omlaag omhoog omlaag omhoog ga naar je eigen tempo als je niet zo snel kunt gaan, niet omhoog en omlaag als je zo langzaam moet gaan als je op de maat moet gaan, doe wat je kunt, breng het omhoog, breng het naar beneden, breng het naar boven, breng het nu naar beneden, breng het naar voren, kom op ga naar beneden, op en neer, weer op en neer en weer omhoog en weer naar beneden. Rust goed uit, we hebben nog twee bewegingen. We gaan wat tricepsdips doen, dus ik heb je voeten weer de heuvels in nodig en ik denk dat we drie achterstevoren omgekeerde tafels hebben. We gaan naar beneden, naar beneden, naar beneden, naar beneden, naar beneden, laten we gaan en naar beneden

naar beneden , we worden nat, dikke reetarmen, we worden aangestoken, een dikke reet naar beneden, laten we gaan bellen vanuit het circus, vechten, vier vechten , vechten, kalm, rust uit. We zijn in ronde twee drie een vijf, laten we gaan Jack Jack, kom op Jack, laten we gaan Jack uh-huh Jack ja, laten we gaan, laten we gaan, laten we gaan, laten we gaan

laten we gaan, kom op, ja ja, we trekken ze kilo's eraf, we trekken ze kilo's eraf, kom op, je snapt het schatje, laten we gaan Jack Jack uh-huh, laten we gaan, laten we gaan rusten, goed gedaan, ronde twee, ronde twee, we gaan naar de binnenstad, zijbeen verhoogt drie twee twee één afwisselend omhoog, schakel die kern in en jongens die kern, wij gaan naar boven en jongens die omhoog gaan, betrekken die kern, kom maar naar boven, breng het naar boven breng het nu weer naar boven nu weer omhoog nu weer omhoog nu weer omhoog nu weer omhoog laten we het pakken jullie de hele dag één laten we gaan laten we het allemaal pakken laten we gaan rusten goed gedaan 15 seconden welkom terug bij onze squats we zijn terug als het gras als het gras drie twee Squad squat stand squat stand squat dat is daar, laten we gaan squat squat Hurken en hurken, neerhalen, neerhalen, neerhalen, laag worden, opstaan

Ga laag, lager, kom op, vergeet niet te ademen bij deze oefening, laten we deze training bekijken als een strookje conditioner, training, rust ook goed uit nu we weer op de grond zijn met onze ezeltrappen, je lichaam wordt nu sterker, dus don vecht er niet tegen, vecht door de training, maar vecht niet tegen de pijn. Drie. Vecht. Geef de pijn door. Eén twee. Breng het ter sprake. Kom op. Breng het ter sprake. Laten we het daarheen brengen. We gaan het ter sprake brengen. Uh-huh. Breng het ter sprake. Vijf vier. omhoog en weer omhoog, wij gaan weer omhoog en weer omhoog

ga aan de slag, we bouwen nu laarsjes, ga allemaal aan de slag, laten we gaan uh-huh uh-huh uh-huh en uh kom naar boven, knijp die buit strak omhoog, we willen die beker deze zomer, we willen die beker deze zomer, daarna hebben we allemaal brandkranen, drie twee, geen brandkraan en een ander been brandkraan nu lelijk, laten we het naar boven halen, kom op, laten we gaan, zeven seconden, kom op, omhoog, brandkraan , ik zei uh, nu brandkraan, laten we gaan laten we in je eigen tempo gaan , stop gewoon niet met bewegen Ik zei: stop niet met bewegen, je zult me daarna bedanken 10 Je haat me nu waarschijnlijk, maar zorg ervoor dat je die zweterige selfie binnen krijgt na deze training en laten we de gram weet dat de IG-familie weet waar we aan werken, tag me erin zodat ik het opnieuw kan posten, maar laten we dit werk doen, we hebben drie keer een keer op deze manier bereikt met jouw drie twee drie onthoud de heuvels op de grond, vertel ons aan de hemel, wees zo ver als je kunt, breng het naar boven

breng het naar voren, breng het naar voren, kom op, breng het naar boven, laten we naar boven gaan, haal het door, laten we gaan, jullie allemaal, kom op, kom op, laten we opstaan, kom op, laten we gaan, laten we er doorheen trekken, trek eraan door rust goed gedaan, waar zijn we nu, we hebben onze Hilltop drie twee één, raak die hakken aan, raak die hakken aan, ik weet dat ik net gestopt ben, want ik ben aan het doen, ik ben nu ook een DJ, maar raad eens wat je niet tegenhoudt stop niet

laten we naar de heuveltoppen gaan, uh-huh, blijf gewoon in beweging, zorg er allemaal voor dat jullie in beweging blijven, we hebben hier maar 45 seconden van, zorg ervoor dat de bovenkant van je rug niet is. Ik wil niet dat je zo bent, kom op, kijk omhoog over de borst omhoog borst omhoog ga in je eigen tempo rust goed gedaan he Dante het lichaam oh elleboog tot knie drie en dan gaan we hier hier en hier opstaan, breng het naar voren, breng het naar mij, mij ik ha ha ha kom op schatje ik heb je nodig deze keer hebben we een westerse twist jullie allemaal ik moest het omschakelen en dan staan we op dit is drie twee drie laten we gaan we gaan op Russische wendingen Russische twist Ik weet het niet dus alsof we zo hoog naar links gaan, geen zin om het deze kant op te laten gaan, links, rechts, we gaan links, links, onthoud of je moet stoppen, zet die hakken op de grond en reik naar achteren, maar we gaan zo als we vechten omdat het ze op de hielen houdt, neem dan een pauze als je ze weer op moet zetten

het is de eerste dag, geef jezelf wat genade ah we worden sterker, rust goed uit, sta op, we hebben een nette, we hebben uh marcherende knieën en dan zijn we weer op de grond drie Charlie, daarna drie één twee Misschien ik, laten we gaan en knie knie knie, als je wat swag-knie hebt, stuiter knie me netjes, laten we die knie omhoog halen, die knie omhoog, die knie omhoog, die knie omhoog, klap erop, klap erop, klap erop, klap erop, kom op, kom op, kom op, kom op

laten we gaan allemaal, laten we vechten, rust goed uit, we zijn weer op de grond, ver van elleboog tot hand, planken Ik draai deze kant op Zijn we er bijna drie, we zijn er bijna een vijf drie, de laatste training, de laatste paar oefeningen die zullen werken naar beneden en naar boven, haal het naar beneden, breng het nu naar beneden, huh, naar beneden, laten we gaan, kom op, naar beneden, naar boven, naar beneden, nu omhoog, laten we gaan. Ik weet niet hoe laat het is, maar daarom horen we jullie, hoe is het gevoel, laten we het vullen rust goed werk

we hebben de volgende keer een achterwaartse tafel we hebben nog twee zetten hierna we hebben nog wat springers we hebben dat is licht van gewicht laten we gaan we gaan naar beneden omhoog naar beneden omhoog naar beneden doei doei armen we doen ze weg als je ze nodig hebt laten we gaan, laten we werken, geef jezelf drie twee één naar beneden Ik weet niet waarom die oefening. Het ziet er zo gemakkelijk uit, maar het brandt zo goed dat we er een hebben

meer move jump jacks laten we er gewoon doorheen komen drie zodat we het kunnen ophangen één hop laten we gaan 45 seconden 45 seconden Jack Jack Jack , laten we gaan, allemaal, laten we gaan. Het spijt me als dit veel lawaai in je oor maakt, maar voor de verandering ga ik me nu omkleden, maar dan gaan we die kant op, laten we gaan. Jay daar gaan we. Ja, laten we gaan. Laten we gaan. kom, laten we gaan, laten we naar binnen gaan, trainen, helemaal goed gedaan, dus daarmee is dag één van onze 10-daagse uitdaging afgerond. Zorg ervoor dat je je zweterige selfie post als je dat wilt

hier is mijn pup, hier is mijn zweterige selfie. Ik ben buiten adem, zoals ik al zei. Als je deze training leuk vond, zorg dan dat je deze video een duimpje omhoog geeft